AF503552

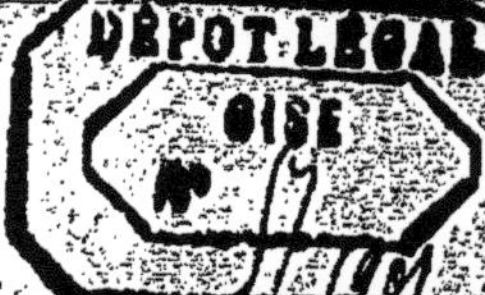

DU
TÉLÉPHONE

COMME GALVANOSCOPE

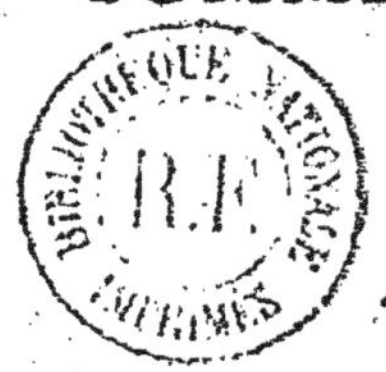

APPLICATIONS

A L'ÉLECTROTHÉRAPIE ET AUX EAUX MINÉRALES

PAR

Le Docteur ÉLEVY

Médaille de Bronze (1894), Médaille d'Argent (1895)
Rappel de Médaille d'Argent (1898) de l'Académie Nationale
de Médecine de Paris (eaux minérales)
Médecin consultant à Biarritz

PARIS
SOCIÉTÉ D'ÉDITIONS SCIENTIFIQUES
4, RUE ANTOINE-DUBOIS, 4

1900

TRAVAUX DU Dᴿ ELEVY

1. Du cœur forcé ou asystolie sans lésions valvulaires. (Paris. Berger-Levrault, 1875.) (Mention honorable de M. le Ministre de l'Instruction publique.)
2. Observation de luxation verticale interne de la rotule par contraction musculaire. (*Revue médicale de l'Est*, 15 juillet 1877.)
3. Un cas de paralysie pseudo-hypertrophique ou myo-sclérosique. (Ibidem, 1878.)
4. Compte rendu des travaux de la Société de Médecine de Nancy pendant l'année 1877-1878.
5. Note histologique sur une tumeur du rein. (Ibid., 1878.)
6. Sur les polypes de l'oreille. (Ibid., 1880, 15 juillet.)
7. Catarrhe purulent de l'oreille moyenne; polype, ablation à l'aide du polypotome de Wilde (guérison). (1ᵉʳ mai 1881, ibid.)
8. Deux cas de maladie bronzée. (15 avril 1881.)
9. Observation d'aphasie (perte de la parole), datant de trois mois, guérie subitement par le passage d'un courant faradique. (15 juillet 1881, *Revue médicale de l'Est.*)
10. Note sur un nouveau spéculum, de l'auteur (15 novembre 1881), présenté à l'Académie de médecine de Paris par le professeur FOURNIER. (Séance du 24 mai 1881.)
11. Un cas de guérison de la phtisie par la créosote. (Ibid., 1ᵉʳ septembre 1884.)
12. Des hémorrhagies dues à l'insertion vicieuse du placenta avant les trois derniers mois de grossesse. (1ᵉʳ mars 1885, *Revue médicale de l'Est.*)
13. Des végétations adénoïdes de la cavité pharyngo-nasale. (1ᵉʳ janvier 1887, ibid.)
14. Un cas de rétrécissement congénital du larynx (en collaboration avec le Dʳ ETIENNE). (1ᵉʳ août 1887, ibid.)
15. Lettre sur la cause de l'épidémie de fièvre typhoïde de Nancy. (*Progrès de l'Est*, 1882).
16. Du climat marin, Biarritz bains de mer et ville d'hiver. (Paris, 1891.)
17. Du climat hivernal de Biarritz. (Congrès de l'Association française pour l'avancement des sciences à Pau.)
18. Recherches sur les phénomènes électriques des bains en général, et en particulier des bains d'eau chlorurée sodique de Briscous-Biarritz. (Paris, 1895.) (Récompensé par l'Académie de médecine de Paris.)
19. Electricité et Bains Salins. (Paris, 1896.) (Médaille d'argent de l'Académie de médecine de Paris.)
20. Du traitement de la goutte atonique par l'action combinée du climat marin et des bains chlorurés-sodiques de Briscous-Biarritz, Paris, 1898.
21. Electrolytes et Eaux minérales. (Paris, 1898.) (Rappel de médaille d'argent de l'Académie de médecine de Paris.)
22. La luminosité à Biarritz. (Bulletin de *Biarritz-Association*.) (mars 1899.)
23. Phénomènes électriques dans les bains. (Ibid., novembre 1897.)
24. Des couleurs de la mer et la prévision du temps. (Ibid., février et mars 1900.)

DU TÉLÉPHONE COMME GALVANOSCOPE

Applications à l'Électrothérapie et aux Eaux minérales

Par le Docteur ELEVY

Médecin consultant à Biarritz

Dans notre dernier travail récompensé par l'Académie de Médecine de Paris, et intitulé : « Electrolytes et Eaux minérales », nous avons employé le téléphone dans quelques expériences sur la conductibilité électrique des eaux de Briscous-Biarritz, faites à l'aide de l'appareil d'*Ostwald* qui est une modification du Pont de *Wheatstone*. Le téléphone pour les courants induits y joue le rôle de galvanoscope. Déjà, en 1880, nous avions employé le téléphone dans l'audiomètre de Hugues pour mesurer l'acuité auditive, et ces expériences faites avec le docteur Maillard sont consignées dans sa thèse (Nancy, 1880). Nos recherches sur les courants électriques des eaux de Briscous ont été faites d'abord avec un galvanomètre de Trouvé et de Chardin, ce dernier sensible au 1/10 de milliampère. Nul doute que les courants plus faibles nous ont échappé qu'avec des instruments plus sensibles nous eussions pu déceler. Mais ces galvanomètres de haute précision sont plus difficiles à manier et trop chers pour être d'un usage courant.

L'idée nous vint alors de nous servir du téléphone, instrument plus simple et facile à se procurer.

Dès 1878 le téléphone a été signalé à l'Académie des Sciences par le professeur d'*Arsonval* comme un galvanoscope d'une grande sensibilité.

Rappelons d'abord comment le téléphone répond à l'excitation galvanique et faradique.

Quand on fixe les deux fils d'un téléphone dans le circuit d'une pile, le téléphone fait entendre un bruit sec à l'ouverture du courant, à la fermeture et à chaque variation d'intensité, et se fait pendant toute la durée même du passage du courant.

Quand on intercale un téléphone dans le circuit d'un courant faradique ou alternatif, le téléphone chante pendant tout le temps du passage du courant faradique, et ses vibrations sonores sont isochrones à celles du trembleur de la bobine.

Ces faits sont de connaissance vulgaire. Pour nous servir du téléphone pour la recherche des courants des Eaux minérales qui sont de nature galvanique, il nous fallait donc y déterminer des courants d'ouverture, de fermeture ou des variations d'intensité, seuls perceptibles au téléphone. Disons de suite que nous avons pu réaliser assez facilement ces conditions et que le téléphone nous a paru être l'instrument de choix pour déceler les plus faibles courants électriques des Eaux Minérales, comme nous le montrons plus loin.

Bien plus, au cours de ces essais que nous faisons depuis 1898, nous avons été frappé de la grande conductibilité du corps humain pour les bruits téléphoniques, autrement dit pour les courants alternatifs qui les déterminent.

Cette remarque nous a amené à faire quelques expériences préliminaires sur ce point, et nous avons pu ajouter ainsi quelques données nouvelles sur la différence de la conductibilité faradique et galvanique du corps humain, sujet encore mal connu.

Nous publions ici un résumé assez succinct de nos résultats qui touchent plutôt à l'électrobiologie, avant de décrire les applications aux Eaux minérales qui étaient notre but principal.

Nos expériences.

Nous avons vu que le téléphone intercalé sur les fils d'un courant induit, chante pendant tout le temps du passage du courant. Nous avons pensé qu'une personne électrisée avec un courant induit, pouvait être considérée comme la continuation de ces fils, mais offrant une résistance plus grande. Le bruit téléphonique devait donc être entendu dans le corps du sujet, mais de moins en moins intense, à mesure qu'on s'éloignait de l'entrée du courant. L'expérience a confirmé de tout point cette idée et on peut la réaliser de la façon suivante très facilement.

Avec un courant induit faible provenant d'un appareil médical de Gaiffe, j'électrise un sujet en lui donnant à chaque main les tampons-électrodes de l'appareil. Le courant que j'emploie est le plus faible possible ; il est à peine ressenti et au besoin on peut l'affaiblir avec un rhéostat ; il ne produit pas de contractions musculaires. — Je prends alors un téléphone et je fixe aux deux extrémités de ses fils deux tampons ordinaires de charbon ; j'appellerai ces tampons les *explorateurs* pour les distinguer des tampons électrodes venant de l'appareil induit. Mon appareil téléphonique ainsi préparé est un véritable *faradoscope*. J'emploie ce néologisme pour exprimer que c'est un galvanoscope pour les seuls courants faradiques ou alternatifs, ou d'interruption du courant galvanique. Pendant que j'électrise le sujet et que le courant faradique pénétrant à chaque main du sujet, le traverse, si j'applique les deux *explorateurs* sur ses deux bras ou avant-bras et sans communication avec les fils de la bobine, j'entends dans le corps du sujet le même bruit téléphonique, isochrone aux trembleurs de la bobine.

L'intensité de ces bruits varie suivant la position des explorateurs, et nous avons essayé de déterminer les lois de ces variations. On peut ainsi ausculter téléphoniquement un sujet traversé par un courant faradique et en tirer des conclusions sur sa résistance électrique.

En effet, on constate d'abord que le sujet étant ainsi électrisé par les deux mains, les explorateurs placés symétriquement sur ses avant-bras, les bras, les épaules, le bruit téléphonique est de moins en moins intense à mesure qu'on s'éloigne de ses mains, c'est-à-dire de l'entrée du courant.

Au niveau des épaules le courant électrique semble se bifurquer vers le cou et vers le bassin. En mettant les explorateurs sur les parties latérales du cou, du thorax jusqu'au bassin, on entend toujours le bruit, qui disparaît sur les hanches. — Le bruit diminue surtout d'intensité si on rapproche les explorateurs de la ligne médiane verticale du corps du sujet, où il disparaît complètement du haut en bas, soit en avant sur le thorax, soit en arrière sur le dos.

Il semble que dans ces conditions les deux membres supérieurs où pénètre le courant forment comme les branches d'un pont de Wheatstone dont les explorateurs et le téléphone sont le pont différentiel. Si les explorateurs, en effet, ne sont pas sur des points symétriques du corps, le bruit devient différent et dépend uniquement de la distance de l'un des explorateurs à l'une des électrodes tenues à la main du sujet.

Ainsi, en plaçant un explorateur sur le bras du sujet, le bruit téléphonique d'une intensité donnée reste le même, quelle que soit la position du 2ᵉ explorateur, soit sur les pieds, les jambes, la tête, etc.

Aussi dans les positions non symétriques des explorateurs, un seul est *actif*, celui qui est le plus près d'une électrode, et l'autre est *indifférent*.

En effet, ce deuxième explorateur peut être enlevé tout à fait, et on entend tout de même un bruit, plus faible il est vrai ; mais, si je tiens alors moi-même ce deuxième explorateur à *ma propre* main, le bruit devient aussitôt plus fort.

Quand on électrise un muscle, par exemple le biceps, avec un courant induit faible, sans le contracter, les *explorateurs* placés sur le muscle font entendre un bruit téléphonique très fort qui disparaît aussi quand les explorateurs sont au milieu du biceps à égale distance des électrodes. Quand les explorateurs sont placés en dehors de la zone du muscle (le biceps dans notre exemple), le bruit téléphonique est d'autant plus fort que l'une des électrodes est plus près de l'un des explorateurs, l'autre peut être placé n'importe où, sur le corps du sujet.

Quelle que soit d'ailleurs la partie du corps que l'on électrise, le bruit téléphonique est d'autant plus intense qu'un seul des explorateurs est plus près d'une électrode.

Si, pendant qu'un sujet est électrisé par les mains, une deuxième personne tient solidement les deux avant-bras ou bras du premier, les explorateurs placés sur le corps de la deuxième personne font entendre aussi le bruit téléphonique plus faible, ce qui prouve qu'une partie du courant a dérivé dans la deuxième personne par les mains.

Chose curieuse. Je donne à une main d'un sujet une seule électrode d'un courant induit, l'autre fil étant *détaché* de la bobine. Alors le courant ne passe pas, il n'est donc pas ressenti. Dans ces conditions, si je place un *seul* explorateur sur n'importe quelle partie du corps du sujet, tronc, bras, tête, pied, j'entends un bruit téléphonique de même intensité partout; ce bruit disparaît aussitôt si je place sur une partie quelconque du corps le deuxième explorateur, ou bien si, tenant à ma propre main ce deuxième explorateur, je touche le sujet, ce qui établit la communication avec ce deuxième explorateur.

Je laisse à d'autres le soin d'expliquer ce fait que je me contente de signaler.

Mais les bruits téléphoniques dans toutes ces expériences sont relativement intenses, et j'ai cherché à me rendre compte si des courants plus faibles peuvent traverser le corps humain ; j'ai alors imaginé de remplacer les vibrations d'une bobine par les vibrations d'une plaque microphonique devant laquelle on parle. Eh bien, j'ai pu réaliser cette expérience et j'ai vu que les paroles peuvent traverser les tissus vivants et y être entendues comme les vibrations de mon appareil induit.

Voici comment j'ai procédé.

A l'aide de deux piles ordinaires en usage en téléphonie

d'environ 2 volts, j'actionne un microphone d'apparte-
ment à planchette et à bobine. J'enlève d'abord les récepteurs
dont je n'ai pas besoin et je réunis les deux bornes par un
fil pour fermer le circuit. Je fais parler devant le microphone dans une chambre et dans une autre plus loin
j'écoute au téléphone. — J'intercale dans la ligne téléphonique sectionnée un sujet qui tient à chaque main
une plaque de charbon fixée aux sections de la ligne ;
eh bien, en mettant les explorateurs sur les avant-bras et
bras du sujet, j'entends parler dans les bras du sujet. —
Aussi le faible courant de 2 volts peut déterminer des courants alternatifs, qui, dans l'espèce, sont des paroles, suffi-
sants pour vaincre la résistance d'une partie du corps
humain.

J'ai constaté aussitôt, par une nouvelle expérience, que
le courant continu de ces deux piles ne traversait pas le
corps d'un sujet intercalé dans leur circuit, car un galvanomètre ne décelait pas le moindre courant. On sait
en effet que pour vaincre la résistance galvanique du corps
il faut un voltage beaucoup plus élevé.

Cette expérience prouve donc la grande perméabilité
du corps humain pour les courants alternatifs. Le corps
peut servir de conducteur pour les usages téléphoniques
à la place des fils.

Dans la transmission de la voix parlée à travers le
corps, on ne sent absolument rien. J'ai répété la chose sur
moi-même ; le courant est si faible qu'aux mains, il n'y a
pas de sensation électrique, ni aucun frémissement, encore moins la plus faible contraction musculaire.

Historique. — J'ai fait quelques recherches sur l'emploi du téléphone en physiologie, car en clinique on ne
l'a pas employé jusqu'à ce jour, excepté pour entendre le
pouls et dans les appareils de Boudet de Paris.

Hartmann et *Wedensky* font remarquer qu'on peut
dériver un courant d'action d'un nerf tétanisé dans le circuit téléphonique et le rendre aussi sensible à l'oreille.

En faisant entendre le son téléphonique correspondant au nombre des excitations tétanisantes, l'onde négative comme la vibration nerveuse parcourt 28 mètres par seconde. Si on excite le nerf en son milieu, l'onde négative se propage dans les deux sens (*Gaston* et *Jollyet*).

En parlant dans un téléphone sur les fils duquel on intercale une bobine inductrice on peut exciter directement les nerfs et les muscles (*Dubois-Reymond*).

Hartmann a essayé aussi de démontrer le courant musculaire au repos à l'aide du téléphone.

Au sujet de la conductibilité par les courants galvaniques et faradiques, *Eulenburg* pense que la cause de leur différence tient aux vaso-moteurs ?

M. le professeur d'*Arsonval*, que j'ai consulté au sujet de mes expériences, a bien voulu me donner son avis sur la question et m'a envoyé quelques renseignements d'un très grand intérêt. Il me dit, en effet, que les téléphonistes savent que l'on peut recevoir des communications de la parole à travers le corps humain. Déjà, en 1878, dans sa communication à l'Académie des sciences, le savant professeur montrait que le téléphone était au moins 200 fois plus sensible que le plus sensible des nerfs. Il a fait lui-même cette expérience sans microphone : avec deux téléphones entre lesquels il intercalait le nerf de la grenouille, en parlant dans le 1er téléphone comme transmetteur on recevait la voix dans le 2e et le courant qui passait à travers le nerf ne l'excitait pas. — Une expérience encore plus curieuse consiste à recevoir la voix à travers le corps humain sans aucun téléphone. Il suffit pour cela que deux personnes tiennent chacune à la main un fil de la ligne téléphonique et que l'une des deux applique sa main sur l'oreille de l'autre en interposant une feuille mince isolante entre l'oreille et la main. Dans ces conditions la main parle comme un téléphone. C'est une variante du *condensateur parlant*. M. le professeur d'Arsonval, tout en reconnaissant le fait brutal de la conductibilité apparente plus grande du corps humain pour les courants alternatifs, se tien ne les expérimentateurs ont oublié de se servir de courants alternatifs et continus de même force électro-motrice. En faisant à son cours passer un courant de 110 volts d'une distribution d'éclairage à travers le corps d'un animal, l'intensité est la même avec les courants alternatifs ou continus, si la tension est exactement de 110 volts.

Le professeur *d'Arsonval* m'a signalé aussi obligeamment la communication importante faite à l'Institut des ingénieurs électriciens de Londres par M. *Newmann Lawrence* et M. le Dr *Arthur Harries* le travail intitulé : *Alternating and continuous currents in relation to the human body* in *Journal of electrical Engeneers*, n° 86, 1890. Ce travail est fait surtout pour comparer le danger des grandes commotions produites par les deux espèces de courants. Ces auteurs ont constaté que la résistance du corps humain est 6, 8 fois plus grande pour les courants continus que pour les courants alternatifs, quand la peau est humide et 8,3 fois plus grande quand la peau est sèche.

De plus, ils admettent que la résistance individuelle et la sensibilité électrique varient au point qu'un courant supporté par une personne serait plus que suffisant pour en tuer une autre.

Le docteur *d'Arsonval*, dont l'opinion fait autorité, malgré cette apparente différence des deux courants, pense que si les deux courants ont une résistance différente dans les tissus, cela tient à la différence de leur force électro-motrice.

Malgré cela, au point de vue pratique et quelle que soit la cause théorique, il faut, selon nous, tenir compte de ces différences. Les faits intéressants que nous a signalés dans sa lettre M. le D^r d'Arsonval concordent avec les nôtres pour montrer la grande perméabilité du corps humain pour les courants téléphoniques. Je dois à la vérité de dire que quand j'ai fait mes expériences sur la transmission téléphonique de la parole à travers le corps humain, j'ignorais complètement que des faits analogues avaient été constatés par les téléphonistes ; je sais seulement que les médecins n'en disent pas un mot dans les traités d'électro-thérapie. En tout cas, ce fait, que je croyais nouveau, n'est pas de connaissance en clinique.

CONCLUSIONS.

Je résume ainsi les réflexions que m'ont suggérées mes recherches sur le téléphone employé comme galvanoscope.

1° L'électricité appliquée au corps humain est difficilement *localisée*, malgré la belle expression de l'immortel Duchenne, de Boulogne, préoccupé surtout de son action sur les nerfs et les muscles.

2° Le corps humain est un conducteur électrolytique qui oppose une résistance plus grande aux courants continus qu'aux courants alternatifs. Les courants continus déterminent des actions chimiques et électrolytiques et des courants de polarisation dans les tissus vivants qui augmentent leur résistance ; les courants alternatifs évitent ces actions chimiques et la polarisation et éprouvent une résistance bien moindre.

3° C'est ainsi qu'un point de pratique très important des courants continus, c'est d'éviter les interruptions qui seules provoquent des secousses musculaires par les courants induits d'ouverture et de fermeture, et peuvent se propager au loin dans les centres nerveux et provoquer des accidents (phosphènes et syncopes). Ces courants induits seuls aussi sont perceptibles au téléphone.

Le danger des forts courants galvaniques sont donc de deux espèces :

a) Les courants induits d'ouverture et de fermeture qui les accompagnent et rencontrent moins de résistance.

b) Les phénomènes chimiques aux électrodes (eschares).

3° Le corps humain est plutôt un bon conducteur pour les courants alternatifs et un mauvais pour les continus.

4° Les auteurs qui ont mesuré la résistance électrique du corps humain ont souvent négligé de nous dire quels courants, galvanique ou faradique, ils ont employés ; c'est sans doute ainsi qu'on peut s'expliquer les grandes différences qui ont été observées par les différents auteurs et qui varient de 900.000 à 2.000 ohms.

4° Le corps humain est une masse liquide comparable à un bain ; tout courant même localisé, par exemple, à un muscle rayonne dans tous les sens par des courants dérivés que le téléphone permet d'entendre d'une façon évidente.

5° Quelques malades nerveux ne supportent pas la faradisation, même locale, car des courants dérivés vers les centres nerveux, les énervent. D'autres éprouvent les bienfaits de la faradisation généralisée qu'on utilise dans les bains électriques simplement en leur faisant passer un faible courant faradique pendant un certain temps par une partie du corps quelconque, sans bain.

Les bruits téléphoniques signalés dans nos expériences expliquent cet effet.

L'étude de la faradisation généralisée est encore incomplète. On se sert d'ordinaire des bains électriques avec des baignoires et une installation spéciales. D'après nos recherches avec le téléphone, il suffit pour donner un bain électro-faradique à un sujet de l'électriser avec un courant faradique très faible insuffisant pour contracter les muscles, en mettant une électrode à une main et l'autre aux pieds, placés dans une cuvette d'eau ou non. L'auscultation téléphonique prouve que le courant passe ainsi presque par tout le corps ; on pourrait essayer aussi l'électrisation unipolaire dont le malade ne sent rien et qui, pourtant, au téléphone, donne des bruits très intenses dans tout le corps.

J'ai employé quelquefois ces bains faradiques qui sont l'analogie des bains électro-statiques.

Notamment, chez une malade neurasthénique qui avait des douleurs pseudo-angineuses, j'ai obtenu des effets calmants. Cette malade venait toujours me réclamer ces courants faradiques ; je les donnai au début, croyant agir par suggestion. J'ai fait justement sur cette dame la plupart de mes expériences téléphoniques ; elle s'y prêtait très volontiers, trouvant que les courants faibles faradiques, que j'utilisais, la faisaient dormir et la soulageaient; elle ne supportait pas, d'ailleurs, les courants un peu forts qui amenaient des contractions musculaires.

Quoi qu'il en soit, il est très curieux de suivre ainsi avec le téléphone les variations d'intensité du courant dans le corps suivant la position des électrodes. Je pense avoir signalé le premier *cette application clinique* du téléphone.

Application du téléphone aux eaux minérales.

Autant il est facile de mesurer le courant galvanique avec un galvanomètre divisé en milliampères, autant il est difficile, à moins d'appareils très compliqués, de mesurer le courant faradique. Dans nos appareils médicaux on gradue le courant faradique à l'aide du cylindre métallique qu'on retire plus ou moins, mais ce n'est pas une mesure. J'ai songé qu'on pourrait bien mesurer ces courants à l'aide du téléphone, au moins approximativement. J'ai constaté, par exemple, qu'avec mon téléphone Ericson, suédois, un courant continu d'un milliampère produit à l'interruption un bruit téléphonique qui est perceptible jusqu'à une distance de 40 centimètres de l'oreille. Pour chaque centimètre dont on est obligé de rapprocher le téléphone de l'oreille pour entendre le minimum du son, on peut estimer que l'intensité du courant diminue d'un 1/40 de milliampère, soit 25 millionièmes d'ampère ou 25 micro-ampères. Le son téléphonique, qui n'est entendu que tout près de l'oreille, est donc produit par une intensité de moins de 25 microampères.

Il est certain qu'avec le téléphone on entend l'interruption d'un courant continu d'un seul microampère.

On ne saurait assez s'étonner de la sensibilité du téléphone, et l'on ne sait s'il faut admirer le plus de ces deux instruments, du téléphone qui produit des bruits aussi faibles, ou de l'oreille qui les perçoit.

Pour transformer les courants galvaniques des bains

en faradiques, nous avons employé d'abord un petit microphone de Trouvé sur la planchette duquel nous avons placé une montre, le courant traversant le bain, le robinet et le sujet, le microphone et le téléphone ; on entend alors très bien les battements de la montre ; l'eau minérale sert de pile, la montre d'interrupteur.

Ensuite, plus simplement nous avons supprimé le microphone, que nous avons remplacé par un commutateur que nous a construit M. Trouvé. A chaque interruption, ouverture ou fermeture correspond un bruit sec téléphonique. C'est le moyen le plus simple. On peut même se passer de commutateur ; en effet, l'une des plaques de charbon étant dans le bain ou sur le robinet, quand on plonge ou qu'on retire l'autre du bain, il y a un double bruit téléphonique à l'ouverture et à la fermeture du courant.

Mais les meilleurs résultats sont obtenus avec le commutateur. C'est lui que nous avons employé dans nos nouvelles expériences sur les bains.

Comme dans les premières, nous avons employé deux plaques de charbon reliées par un fil, non plus au galvanomètre, mais au téléphone, et aux deux bornes d'un commutateur; à chaque interruption, le téléphone donne un double bruit sec (ouverture et fermeture du courant). L'intensité du bruit téléphonique varie avec l'intensité du courant galvanique qui le traverse, et on peut mesurer cette intensité par la distance minima de l'oreille où il est perçu.

Depuis 1808, nous avons employé un assez grand nombre de fois le téléphone pour constater l'électricité des eaux minérales. Cet instrument est peut-être trop sensible ; c'est son seul défaut. Aussi je ne tiens compte dans mes recherches que des bruits téléphoniques que j'entends au moins à 4 ou 5 centim. de l'oreille. Avec cet instrument, des courants électriques sont perçus entre l'eau des bains et le sujet, et l'intensité du son ne varie presque pas quand le son traverse le corps du sujet.

Ici encore, nous voyons que la résistance faradique du

baigneur est infiniment plus faible que celle galvanique ; or le moindre mouvement dans le bain, le mouvement respiratoire, peuvent produire des variations d'intensité du courant galvanique de l'eau minérale qui détermine chaque fois un courant induit, très faible, il est vrai, mais pour lequel le corps du sujet est beaucoup plus conductible.

Pour exemple, je me contente de citer deux observations ou j'ai utilisé le téléphone d'une façon assez suivie.

D'après elles, on pourra voir ma manière de procéder.

Observation I.

Madame veuve Vigneaux, 26 ans, à la suite de fatigues excessives pour soigner son mari, a été atteinte depuis 3 mois d'un état anémique très profond. C'est une femme petite et brune que j'avais vue auparavant forte et pleine de santé.

Pour mémoire je rappellerai que son mari a succombé à une maladie de la moelle que j'ai pu suivre quelque temps. Le diagnostic était syringomyélie et les escharès du sacrum et du bassin étaient telles que l'articulation coxo-fémorale était totalement à nu avec ses cartilages nacrés. Le malade naturellement étant tout à fait anesthésique, n'en souffrait nullement ; la pauvre femme qui le soignait le mieux qu'elle put, devint à la suite des veilles entièrement anémique. Sa figure blanche, cireuse, bouffie, était méconnaissable. Je lui prescrivis les bains salins de Briscous, qui au bout d'une semaine de traitement déjà la transformèrent complètement et lui rendirent avec une rapidité inouïe son teint frais et ses forces. C'est un des exemples les plus frappants que j'ai observé de l'action éminemment utile des bains dans la chloroanémie.

En raison des soins que j'avais donnés à son mari, elle se prêta volontiers pendant son traitement aux quelques expériences avec le téléphone, d'ailleurs inoffensives.

C'était en octobre 1893 qu'elle commença ses bains.

Elle commence par 5 bains au quart ; c'est sur cette personne que j'observai pour la première fois qu'en mettant une plaque de charbon au robinet et l'autre à la bouche en réunissant les deux fils à mon commutateur et en ouvrant brusquement le courant, cette dame voit un éclair (phosphène) plus ou moins coloré.

1° En mettant une plaque au robinet et l'autre à la main sortie de l'eau et ouvrant brusquement le commutateur en communication avec mon téléphone, j'entends un bruit sensible encore à la distance du téléphone d'*un mètre* de mon oreille.

2° En mettant les deux plaques de charbon directement dans l'eau du bain, et faisant l'expérience avec le commutateur et le téléphone, le bruit téléphonique est entendu encore à 8 centimètres de mon oreille.

3° En mettant une plaque dans l'eau du bain (sans toucher le robinet) et l'autre à sa main sortie de l'eau, j'entends le bruit téléphonique à 4 centimètres de l'oreille. Dans cette expérience les courants électriques directs entre l'eau du bain et le sujet sont donc démontrés. Ils paraissent être de 4×25 soit 100 microampères, dans un bain au quart.

Bain de moitié à 12 degrés (Baumé).

Les deux plaques de charbon étant dans l'eau du bain, le son téléphonique est entendu à 20 centimètres de distance ; une plaque dans l'eau et l'autre à la main sortie de l'eau, le son téléphonique est entendu à 15 centimètres de mon oreille.

Avec une plaque au robinet et l'autre dans la bouche, l'interruption détermine un phosphène rouge, une légère secousse dans la tête et un goût métallique. Le son téléphonique est entendu jusqu'à 50 centimètres de mon oreille.

La malade prend une vingtaine de bains et se trouve complètement guérie.

J'ai fait encore quelques autres expériences avec des résultats analogues.

OBSERVATION II.

Chez une jeune fille de 18 ans atteinte de rhumatisme noueux au début, j'ai pu faire suivre le traitement salin, sans grands succès il est vrai. Pâle, amaigrie, de constitution très délicate, elle souffrait depuis deux ans de ses poignets, des articulations du cou. Elle avait déjà pris à *Dax* les bains de boue et les bains salins sans résultat.

Depuis, les doigts se sont gonflés douloureusement et l'ont empêchée de faire tout espèce de travail ; les pieds se sont pris, puis les coudes ; bref, presque toutes les articulations sont atteintes. Elle a commencé le traitement salin aux thermes en août 1890.

J'ai constaté d'abord que la résistance électrique est de 500 ohms. Quand je me sers du téléphone comme dans l'observation précédente, une plaque étant sur le robinet et l'autre dans la main sortie de l'eau, le bruit téléphonique est entendu encore à 50 centimètres de mon oreille. De plus, en mettant une plaque dans l'eau du bain et l'autre à sa main, le bruit téléphonique s'entend presque aussi bien soit en plongeant brusquement la plaque dans l'eau ou en se servant du commutateur.

Dans les quelques bains entiers que j'ai donnés, les mêmes faits se sont reproduits et j'ai pu sans le moindre danger refaire l'expérience des phosphènes qui a réussi dans les mêmes conditions que dans l'observation précédente.

Le malade s'est trouvé un peu fortifié par le traitement, mais les douleurs n'ont pas disparu.

J'ai donné à quelques autres malades des bains *électrosalins* de la façon suivante. Fixant une plaque de charbon sur un robinet et donnant une autre à la main sortie de l'eau, je relie les deux par un fil métallique isolé. Dans ces conditions pendant toute la durée du bain le sujet est traversé par un courant d'environ un milliampère, courant faible qui n'est pas ressenti, et décelé seulement par le galvanomètre.

J'ai examiné aussi les bruits téléphoniques qu'on observe dans un bain sans baigneur, avec de l'eau douce ou minérale quand on y fait passer un courant induit d'un appareil de Gaiffe.

Les explorateurs du téléphone mis à la surface du bain permettant alors d'entendre un chant téléphonique intense et continu, isochrone au trembleur de la bobine.

Comme pour le corps humain, en rapprochant les explorateurs de la ligne moyenne du bain à égale distance des électrodes qui amènent le courant, le bruit téléphonique diminue, puis disparaît.

Un seul explorateur plongé dans l'eau permet d'entendre encore le bruit si je tiens à ma propre main l'autre explorateur.

Faisant de même passer un courant induit faible dans une baignoire avec baigneur, les explorateurs appliqués sur les différentes parties du corps sorties de l'eau et l'eau du bain font chanter le téléphone presque aussi fort. Il semble que les vibrations traversent aussi facilement le corps humain que l'eau salée du bain.

Je me contente de citer ces observations pour ne pas

prolonger ce travail ; mais j'emploie depuis, souvent, le téléphone pour les bains, pour rechercher les courants inférieurs à un dixième de milliampère. Pour des courants de cette faiblesse, la précision absolue n'est pas nécessaire ; mais en mesurant la distance de mon oreille au téléphone, quand il commence à se faire entendre pendant les interruptions de mon commutateur, en multipliant le chiffre de centimètres par 25 microampères, je me rapproche du chiffre exact, et, pratiquement, plus la distance où j'entends le bruit téléphonique est grande, plus le courant galvanique qui le provoque aux interruptions est intense.

Souvent avec les courants des bains de Briscous, on entend le téléphone chanter d'un bout à l'autre de la cabine.

En grattant un robinet avec l'une des plaques pendant que l'autre est tenue à la main du baigneur, on réalise des variations d'intensité du courant que le téléphone signale par le bruit de « friture » si connu des abonnés du téléphone.

CONCLUSIONS

Le téléphone permet de constater et de mesurer les courants les plus faibles des eaux minérales.

C'est un moyen simple, commode et élégant. Il permet d'apprécier la grande conductibilité du corps humain pour les courants les plus faibles des eaux minérales. Cette application du téléphone est nouvelle et n'a pas été, je pense, indiquée auparavant.

Les bruits téléphoniques provoqués par des courants induits d'interruption traversent les tissus vivants aussi aisément que la dissolution saline d'un bain.

Il serait aisé de construire un appareil spécial de mesure pour apprécier l'intensité des plus faibles courants par la distance du son téléphonique à l'oreille ; mais mes occupations professionnelles m'ont empêché de réaliser moi-même cet appareil qu'il me suffit de signaler.

Clermont (Oise). — Imprimerie Daix frères, 3, place Saint-André.

A LA MÊME LIBRAIRIE

RODET (Paul). — **Le morphinisme et la morphinomanie** (*Ouvrage couronné par l'Académie. — Prix Falret*), 1 vol. in-18, 400 pages. Paris, F. Alcan, 1897. .... 4 fr.

CONSTANTIN PAUL et Paul RODET. — **Des Eaux de table,** in-18, 300 pages, 1892. .... 5 fr.

CONSTANTIN PAUL et Paul RODET. — **Traitement hydrothérapique thermal et climatique de la scrofule et du lymphatisme,** in-18. (Bibliothèque Charcot-Debove.) .... 3 fr. 50

RODET (Paul). — **Traitement hydrologique du diabète sucré** (*Ouvrage couronné par l'Académie. — Prix Capuron*), in-8°. .... 3 fr.

RODET (Paul). — **Traité de la goutte,** par Dyce DUCKWORTH, traduction française, in-8°, 500 pages. .... 10 fr.

RODET (Paul). — **Traité des maladies du foie,** par G. HARLEY, in-8°, traduction française, 800 pages. .... 16 fr.

RODET (Paul). — **Hydrologie historique.** — LES MÉDECINS A POUGUES AUX XV°, XVI° ET XVII° SIÈCLES, avec des notes biographiques et des fac-simile de leurs œuvres, tirage sur papier de Hollande et sur papier du Japon, in-8°, 150 pages (*Ouvrage récompensé par l'Académie de médecine*), 2 vol. chaque. .... 5 fr.

RODET (Paul). — **Des climats et des stations climatiques,** par le Dr HERMANN-WEBER, médecin des hôpitaux de Londres, traduction française. .... 5 fr.

RODET (Paul). — **Manuel de thérapeutique,** in-8°, 700 pages... 7 fr. 50

RODET (Paul). — **Bactériologie des Eaux minérales,** in-8° (*Ouvrage récompensé par l'Académie de Médecine. Médaille d'Or*). .... 3 fr.

LAVIELLE. — **Les stations de boues minérales d'Europe** (*Mémoire. récompensé par l'Académie*). .... 5 fr.

LAVIELLE. — **Les stations d'eaux chlorurées sodiques d'Europe et d'Algérie,** in-8°, 240 pages (*Récompensé par l'Académie*). .... 5 fr.

BOURGAREL. — **De l'emploi des eaux sulfurées dans les maladies des voies respiratoires, au point de vue des contre-indications** (*Récompensé par l'Académie de médecine, Médaille d'Or*). In-8°, 40 pages. Paris, 1892. .... 3 fr.

ELEVY. — **Recherches sur les phénomènes électriques des bains en général et en particulier des bains d'eau chlorurée sodique forte de Briscous-Biarritz** (*Mémoire récompensé par l'Académie de médecine*).

MATTON. — **Etude sur Malzières** (*Rapport adressé à l'Académie à la suite de sa mission*). In-8°. .... 2 fr.

CHAUVET. — **Du traitement du diabète par les Eaux de Royat** (*Récompensé par l'Académie de médecine*). .... 2 fr.

CHAUVET. — **Traitement de la goutte à Royat** (*Récompensé par l'Académie. Médaille d'Argent*). .... 1 fr.

FRANCKEN (V.). — **Menton médical et pittoresque,** in-18, cart. 2 fr. 50

BOUYER. — **Traitement des surdités catarrhales à Cauterets** (*Récompensé par l'Académie. Médaille d'Or*). In-8°. .... 1 fr.

GRESSER. — **Des eaux minérales de Miers** (*Carlsbad français*), leurs indications et leurs contre-indications. .... 3 fr.

CHIAIS. — **De l'action intime des eaux d'Evian.** .... 1 fr.

DRESCH. — **De l'emploi des eaux sulfureuses dans le traitement normal de la syphilis** (*Récompensé par l'Académie*). .... 2 fr.

DRESCH. — **Aperçu synthétique sur la station d'Ax.** .... 1 fr.

www.ingramcontent.com/pod-product-compliance
Ingram Content Group UK Ltd.
Pitfield, Milton Keynes, MK11 3LW, UK
UKHW021158230726
13926UKWH00001B/162